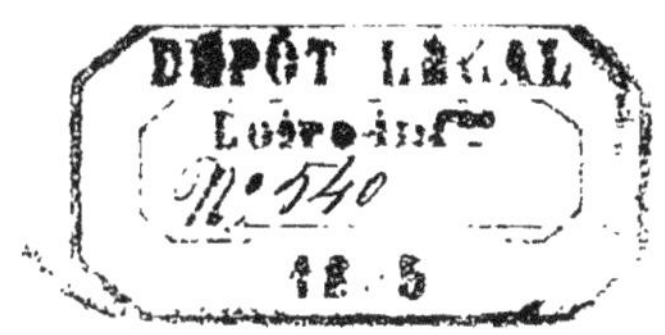

DU TRAITEMENT HYDROTHÉRAPIQUE

PAR L'EAU DE MER ET LES EAUX-MÈRES;

ET DES BAINS DE SABLE

Administrés à l'Établissement des Bains de Mer du Croisic

(Loire-Inférieure)

Par le Docteur A. DE LA BARRE,

CHEVALIER DE LA LÉGION-D'HONNEUR, MEMBRE DE PLUSIEURS SOCIÉTÉS SAVANTES, ETC.

PRIX : 60 CENTIMES.

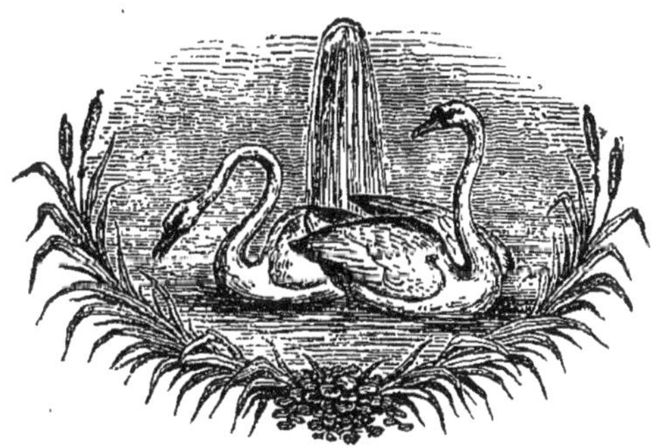

SE TROUVE A NANTES

CHEZ CHARPENTIER PÈRE, FILS ET Cie, IMPRIMEURS-LIBRAIRES.

1855.

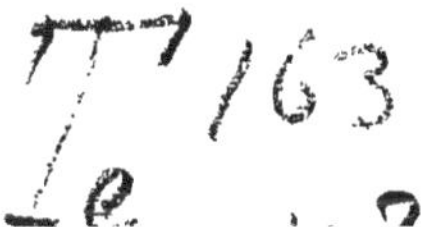

DE L'HYDROTHÉRAPIE

APPLIQUÉE A LA MER.

L'origine du traitement des maladies par l'eau froide se perd dans la nuit des temps.

Les vertus curatives de l'eau froide furent tour-à-tour préconisées outre mesure ou bien entièrement délaissées, suivant les faveurs de la mode.

Mais, dira-t-on, comment la mode peut-elle avoir accès dans le sanctuaire de la médecine, car ou un agent possède des propriétés médicamenteuses, ou bien il en est privé?

Voici le secret de la capricieuse déesse à l'égard de la médecine. La mode s'insinue par la porte de l'ignorance et du charlatanisme qui appliquent et généralisent, sans discernement, les meilleurs procédés, de façon à les perdre de réputation lorsqu'ils viennent à échouer devant des impossibilités; alors, la faveur dont ils jouissaient s'évanouit même pour les cas où ils eussent été couronnés d'un succès certain.

Aujourd'hui l'Hydrothérapie est à la mode; mais, grâce aux travaux d'hommes instruits et consciencieux, il est à croire que cette mode s'éternisera, car les effets de l'eau froide sur l'organisme ont été étudiés avec soin, son action a été précisée; en sorte que l'on sait à présent ce qu'on doit en attendre oui ou non.

C'est en s'inspirant de ces travaux sur l'Hydrothérapie appliquée à la Mer et aux Eaux-Mères, que des sommités médicales engagèrent l'intelligent propriétaire des Bains de Mer du Croisic (Bretagne), à monter dans son Établissement tous les appareils propres à faire suivre aux malades un traitement complet à l'aide de l'Eau de Mer.

En effet, l'efficacité du Traitement Hydrothérapique doit être puissamment augmentée par les vertus particulières de l'Eau de Mer, qui tient en suspens et en dissolution des sels et des substances éminemment propres à combattre un grand nombre d'affections.

A cette considération, il faut joindre celles qui dépendent de l'air de la mer, si pur au Croisic, des distractions, des promenades, des plaisirs, de la nourriture et des soins dont les baigneurs sont entourés.

Si les Bains de Mer conviennent généralement aux

personnes dont le tempérament est débilité, dans les cas d'atonie des systêmes nerveux et sanguins, dans les engorgements internes et externes, quelles ressources, pour les malades, qu'un pareil traitement par l'Eau de Mer, et au bord de la Mer.

Si le Bain entier agit énergiquement sur la constitution, il produit parfois de fâcheux effets chez certains sujets impressionnables, et, dans ce cas, une action purement locale pourra amener d'heureux résultats.

Dans certaines conditions de santé, l'eau tout-à-fait froide, soit en ablutions, soit par immersion, soit en douches, réussit mal, tandis que, portée à différents degrés de chaleur bien étudiés, elle offre des avantages certains.

Par suite des études faites sur les propriétés médicamenteuses de l'eau, il a été reconnu que le contact peu prolongé de l'eau froide sur la peau produit un effet tonique et excitant, tandis qu'un séjour prolongé dans ce fluide détermine un effet sédatif et affaiblissant d'autant plus prononcé que le degré de chaleur est plus élevé.

De ces observations, il résulte que si l'on veut obtenir l'effet tonique, excitant, révulsif, l'eau devra être très-froide, le Bain très-court et les frictions très-énergiques.

Si l'on cherche, au contraire, l'effet sédatif, affaiblissant, résolutif, l'eau doit être portée de 12 à 14 degrés Réaumur, et la durée du bain plus ou moins prolongée.

Il est donc indispensable, pour obtenir de l'eau tous les bons résultats qu'on en attend, d'être parfaitement guidé par un médecin intelligent, sous peine d'échouer en accusant injustement l'Hydrothérapie d'inefficacité dans les maladies.

Nous nous bornerons, en conséquence, à indiquer sommairement les diverses affections dans lesquelles le Traitement Hydrothérapique triomphe le plus habituellement; puis, nous terminerons en énumérant les moyens différents mis à la disposition du public et des médecins dans l'Établissement du Croisic.

Maladies traitées avec succès par l'Hydrothérapie.

1° Congestions chroniqnes du foie.
2° — — de la rate.
3° — — des poumons.
4° Congestions chroniques de l'utérus.
5° — — du cœur.
6° Névralgies et rhumatismes musculaires.
7° Chlorose.
8° Anémie.
9° Fièvre intermittente.
10° Déplacement de la matrice.
11° Hystérie.

12° Maladies de la moelle.

13° Affection du tube digestif.

14° Pertes séminales.

15° Enfin, les diverses modifications de ces affections [1].

Moyens Hydrothérapiques.

1° *Bain de Mer* plus ou moins prolongé.

2° *Bain de Mer chaud* en baignoire.

3° *Grand Bain par immersion,* consistant à plonger le malade de une à cinq fois dans la mer.

4° *Bain partiel* se prenant dans une baignoire en bois, contenant de 6 à 15 pouces d'eau, dont la température varie de 4 à 18 degrés Réaumur, et dans laquelle le malade est frictionné par un ou plusieurs aides pendant un espace de temps qui varie entre 3 et 10 minutes.

5° *Bain de siége* se prenant dans un baquet en bois à moitié plein d'eau, dont on frictionne les parties malades plus ou moins de temps, selon l'effet tonique ou sédatif qu'il s'agit d'obtenir.

6° *Bains locaux,* permettant de placer les différentes parties du corps en contact avec l'eau plus ou moins longtemps.

(1) Docteur Fleury de Bellevue.

7° *Affusion* consistant à verser de l'eau sur les différentes parties du corps et à différents degrés de chaleur.

Les affusions froides se pratiquent au bord de la mer à l'aide d'un seau.

8° *Lotions, Ablutions* s'opérant soit avec un linge, une éponge ou seulement avec les mains. Elles sont toujours accompagnées de frictions.

9° *Enveloppement,* consistant à envelopper le malade dans un drap mouillé et tordu, pendant plus ou moins de temps.

10° *Ceinture* n'enveloppant que le tronc.

11° *Douches.* Les douches sont de diverses natures et s'administrent de différentes façons.

Ainsi :

1° *La douche générale verticale en pluie ou en nappe.*

2° *La douche générale horizontale en poussière.*

3° *La douche verticale en colonne,* dont le diamètre peut être changé à volonté.

4° *La douche mobile, partielle, locale,* qu'on peut diriger horizontalement ou verticalement sur chacune des parties du corps, et qui est, à volonté, en pluie ou en colonne, le diamètre de cette dernière pouvant prendre toutes les dimensions.

5° *La douche ascendante* pour le rectum ou le vagin.

6° *La douche vaginale horizontale.*

7° *La douche bain de siége* à eau courante.

Tels sont les procédés reconnus utiles pour le Traitement Hydrothérapique, et qui ont été montés à grands frais dans l'Établissement des Bains de Mer du Croisic pour la satisfaction des médecins et le bien-être des malades.

Des Bains d'Eaux-Mères.

Qu'est-ce que les Eaux-Mères? Nous allons en donner la description généralement inconnue aux gens du monde et en indiquer les propriétés médicales.

Les Eaux-Mères sont les résidus provenant de la fabrication du sel marin. On leur donne ce nom parce qu'elles ont retenu la plus grande partie des sels déliquescents que contiennent les eaux évaporées, soit dans les œillets de marais salants, soit dans les chaudières des raffineries du pays. Ces eaux sont odorantes, visqueuses, alcalines. Voici d'ailleurs l'analyse chimique qui en a été faite par trois chimistes éminents, MM. Fabre, Dumas et Pelouze :

Chlorure de magnésium........	31,750
— de potassium.........	31,090
— de sodium...........	157,980
Sulfate de magnésie...........	19,890
— de potasse.............	10,140
— de soude...............	64,170
Bromure de potassium.........	2,700

Les Eaux-Mères contiennent donc une notable proportion de brome et de soude. Les analogies chimiques du brome avec l'iode ont fait penser qu'elles existaient également sous le rapport des propriétés curatives; aussi, le docteur Germain fit-il à ce sujet des expériences qui confirmèrent pleinement cette prévision. En effet, les cures obtenues par les Eaux-Mères furent très-remarquables; ce praticien les consigna dans plusieurs mémoires qu'il présenta successivement à l'Académie de Médecine, depuis 1846.

Afin de faire mieux apprécier les avantages de ces eaux, nous ne pouvons rien faire de mieux que d'emprunter au docteur Germain quelques notes sur leurs propriétés curatives; on comprendra alors les ressources qu'elles offrent aux médecins et aux malades.

Les Eaux-Mères servent à préparer des Bains alcalins; on peut aussi les administrer à l'intérieur; mais le dégoût qu'elles inspirent engage à leur préférer le bromure de potassium pris en capsules.

Bains d'Eaux-Mères.

L'on prépare ces Bains soit avec de l'eau de mer, soit avec de l'eau pure, à laquelle on ajoute de 15 à 20 litres de résidus liquides des salines.

Tous les cinq jours, on ajoute 5 litres en plus, de manière à arriver, à la fin du traitement, à composer le Bain avec 45 litres d'Eaux-Mères.

La dose moyenne néanmoins est de 25 litres pour chaque Bain; elle représente alors 67 grammes 50 centigrammes de bromure de potassium.

La température de l'eau doit varier selon le genre de maladie et l'état névropathique du sujet.

Effets des Bains composés avec 15 à 20 litres d'Eau-Mère.

Au sortir du Bain, l'urine est limpide et inodore; elle est rendue avec plus d'abondance, elle devient alcaline, de neutre ou acide qu'elle était auparavant.

Les téguments ont de la souplesse et un peu de moiteur; l'appétit est plus vif et les digestions plus promptes.

On éprouve un sentiment de bien-être qui dispose à se livrer à toutes sortes d'exercices, sans qu'ils occasionnent la fatigue habituelle.

Les Eaux-Mères restituent au sang les éléments alcalins qu'il a en moins et neutralisent les acides surabondants.

En raison de cette alcalinisation, les liquides deviennent plus fluides, et par conséquent les stases et les engorgements disparaissent mieux par cette médication que par toute autre.

La tonicité que les Bains d'Eaux-Mères communiquent aux capillaires sanguins et à la trame nerveuse des plexus de l'estomac et du foie, active l'exercice des fonctions nutritives, facilite la résolution des engorgements viscéraux et l'épuration des humeurs.

L'hématose s'enrichissant des sucs mieux élaborés, le système veineux cède sa prédominance à celui des artères en se dépouillant d'un excès de carbone, et une harmonie plus parfaite s'établit entre toutes les fonctions ; dès lors, la santé reprend son empire.

Propriétés médicales des Eaux-Mères.

Les Eaux-Mères agissent d'une manière toute spéciale sur le système lymphatique. Leur efficacité se fait plus particulièrement remarquer dans les goîtres, les écrouelles, les engorgements glandulaires, ceux du mésentère, ainsi qu'on l'observe chez les enfants atteints du carreau.

Dans les tumeurs blanches des articulations, le gonflement des extrémités osseuses avec fistules et carie, dans le rachitisme.

Les Eaux-Mères ne sont pas moins avantageuses chez

les individus affectés d'ulcères atoniques et de dartres sèches et humides.

Leur utilité est reconnue dans les empâtements du foie et de la rate, ainsi que chez les individus dont la constitution est épuisée par les excès.

Elles offrent un moyen assuré de guérison contre les rhumatismes chroniques, les névralgies, les digestions difficiles et douloureuses, soit qu'elles tiennent à une énervation de la constitution, ou bien qu'elles dépendent de la leucorrhée ou d'un état d'anémie chlorotique.

Les Bains d'Eaux-Mères rétablissent infailliblement le flux mensuel; ils combattent avantageusement l'hypocondrie.

Par suite de la faculté dont jouissent les Eaux-Mères de fluidifier les liquides épanchés dans les tissus engorgés et d'activer la tonicité des vaisseaux absorbants, elles constituent le topique par excellence, lorsqu'elles tombent en douches sur les entorses, les tuméfactions des jointures et les demi-ankiloses.

Telles sont les principales ressources offertes à la médecine par les Eaux-Mères.

Des Bains de Sable.

Le Bain de Sable consiste à couvrir de sable chaud une partie ou la totalité du corps d'un malade.

Les avantages de cette médication ont été reconnus dès la plus haute antiquité. Dioscoride et Galien employaient les Bains de Sable avec succès contre l'hydropisie. Hérodote conseillait les Bains de Sable contre l'asthme humide, la goutte et aussi contre les dispositions à l'hydropisie. Galien rapporte l'observation d'un flux considérable de matrice entretenu par une surabondance de sérosité, et guéri par le Sable de Mer chauffé.

Les Bains de Sable présentent de précieuses ressources contre la paralysie, la cachexie séreuse, la colique nerveuse, la goutte, les refroidissements, les affections du bas-ventre, les rhumatismes et les engorgements.

Tels sont les avantages qu'offre l'Établissement des Bains de Mer du Croisic.

Nous terminerons cette courte Notice en invitant l'administration du Croisic, dont nous connaissons la bienveillante sollicitude, à mettre en tous temps, à la disposition des malades et des médecins, une médication dont on pourrait être privé après la saison des Bains de Mer. Nous n'ignorons pas tout ce qu'elle a dû s'imposer de sacrifices en vue de la science et de l'humanité; mais nous sommes convaincus qu'elle en sera dédommagée par le brillant succès qui est appelé à couronner ses efforts.

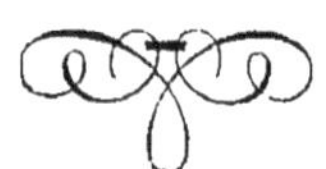

3196. — Nantes, IMPRIMERIE CHARPENTIER, rue de la Fosse, 32.

www.ingramcontent.com/pod-product-compliance
Ingram Content Group UK Ltd.
Pitfield, Milton Keynes, MK11 3LW, UK
UKHW021017220726
13924UKWH00001B/29

9 782019 242909